CON GRIN SUS CONOCIMIENTOS VALEN MAS

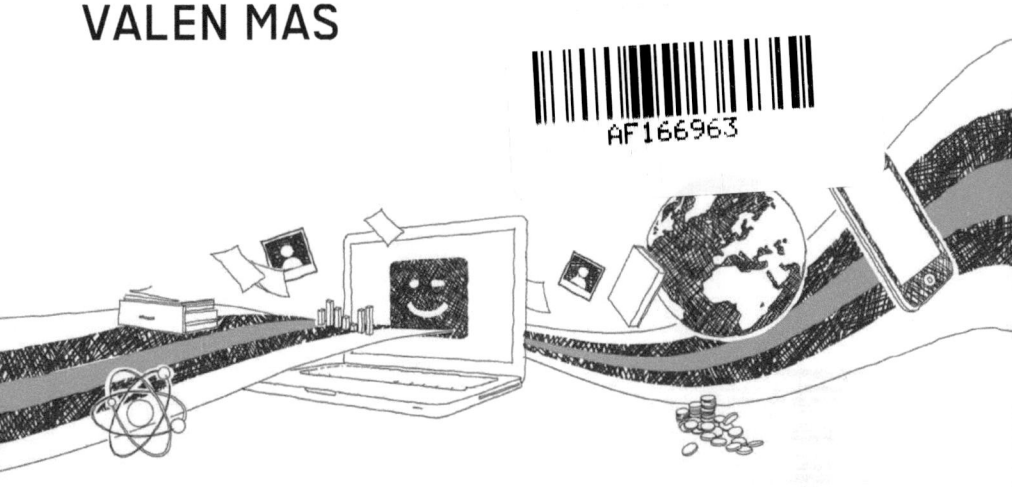
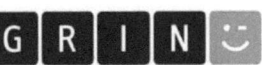

Bibliographic information published by the German National Library:

The German National Library lists this publication in the National Bibliography; detailed bibliographic data are available on the Internet at http://dnb.dnb.de .

Imprint:

Copyright © 2019 GRIN Verlag
Print and binding: Books on Demand GmbH, Norderstedt Germany
ISBN: 9783346050625

This book at GRIN:

https://www.grin.com/document/502577

Yaima Hernández

La cardiopatía isquémica y sus factores de riesgo

GRIN Verlag

GRIN - Your knowledge has value

Since its foundation in 1998, GRIN has specialized in publishing academic texts by students, college teachers and other academics as e-book and printed book. The website www.grin.com is an ideal platform for presenting term papers, final papers, scientific essays, dissertations and specialist books.

Visit us on the internet:

http://www.grin.com/

http://www.facebook.com/grincom

http://www.twitter.com/grin_com

La cardiopatía isquémica y sus factores de riesgo.

Hernández Sevares, Yaima*

*Policlínico Docente "Chiqui Gómez Lubián", Santa Clara. Villa Clara, Cuba

Palabras clave: Cardiopatía isquémica, factores de riesgo.

Key words: Ischemic heart disease, risk factors.

Índice

Resumen:

En el presente trabajo se plantean algunas consideraciones acerca de la cardiopatía isquémica, una enfermedad que se puede prevenir de forma significativa, si se conocen y controlan sus factores de riesgo siendo los principales: aumento de las cifras de colesterol total (sobre todo del LDL), disminución de los valores de colesterol HDL, tabaquismo, hipertensión arterial, diabetes mellitus, obesidad y sedentarismo. Los pacientes con múltiples factores de riesgo están más expuestos a padecerla y el peligro es aún mayor en personas con síndrome metabólico.

Abstract:

This work is about ischemic heart disease, and its risk factors. The fundamental aspect for these illness control is the prevention of its risks, these are: total cholesterol increase (mainly LDL), values of cholesterol HDL decrease, tobacco addiction, sedentary ways of life, arterial hypertension, mellitus diabetes and obesity. The patients with multiple risk factors are more exposed to suffer it and danger is even bigger in people with metabolic syndrome.

Envejecimiento demográfico. Enfermedades cardiovasculares. Generalidades.

El envejecimiento demográfico ocurre de forma acelerada en todas las regiones del mundo y pudiéramos decir que constituye el gran desafío del tercer milenio. Entre otras causas, se produce como resultado de la disminución de la mortalidad y el aumento de la expectativa de vida, a lo que se suman los fenómenos

1

migratorios, el descenso de la natalidad, el mejoramiento de la atención médica y el progreso de la ciencia y la tecnología[1]. Se prevé que en 2025 las personas de edad avanzada constituyan un 15% de la población mundial y para el 2050 un 20%, estimándose para entonces la existencia de alrededor de 2000 millones de ancianos[2].

En esta transición, las enfermedades crónicas no trasmisibles, lideradas por las afecciones cardiovasculares, tienen una importancia cada vez mayor al poseer un papel preponderante en el cuadro de morbimortalidad de un gran número de países [3] siendo en la actualidad, la principal causa de muerte en los países industrializados y para el año 2020 se espera que también lo sean en los países en vías de desarrollo. [1, 2] Es por esto que dichas patologías son objetivo prioritario de las estrategias de salud desarrolladas por la Organización Mundial de la Salud. [3-5]

El incremento progresivo de la mortalidad por enfermedades cardiovasculares y, en especial, por la Cardiopatía Isquémica (CI) durante las últimas décadas representa un problema de salud mundial que demanda una solución urgente. [9-11] La (CI) es la responsable de más del 80% de las muertes, con un aumento progresivo en nuestro continente, observándose que la tasa ha ascendido de 148.6 en 1970 a 201.3 por 100.000 habitantes en 1998.[12] En la Unión Europea las enfermedades cardiovasculares fueron la causa directa de muerte de más de 1.9 millones de personas en el año 2000, lo que representa el 43 % de todas las muertes de cualquier edad en hombres y el 55 % en las mujeres.[16] También ha sido la principal causa de ingresos hospitalarios, con una tasa media de 2. 557 cada 100. 000 habitantes en el año 2002. [17,18]

En Cuba, estas patologías tienen un patrón de comportamiento muy similar constituyendo la primera causa de muerte, [19] con un incremento de la incidencia de (CI) y aparición en edades más tempranas. En la década de los ochenta llegó a presentar tasas de hasta 144,2 por 100 000 habitantes, en los noventa ascendió a 173,4 para continuar perpetuándose como la primera causa de muerte; en el año 2000, independientemente de los incuestionables avances alcanzados en materia de cardiología, presentó cifras de 152,2 y en el 2003, increíblemente exhibió una tasa de 153,1 por 100 000 habitantes; siendo esto francamente alarmante.[20-23] Ya para los últimos años (2014 al 2017) se ha incrementado la tasa de mortalidad considerablemente de 197.6 a 217.7 fallecidos por enfermedades del corazón por cada 100 000 habitantes. Estos datos indican que la cardiopatía isquémica es la forma más común de enfermad cardiaca en Cuba [24]. Por otra parte, la prevalencia de la HTA se estima en 33,5% [26].

Cardiopatía Isquémica, un problema de salud mundial.

La cardiopatía isquémica es una forma específica de afección miocárdica causada principalmente por insuficiencia cardiaca aterosclerótica, la que se produce por desequilibrio entre los requerimientos del músculo cardiaco y el flujo coronario.[29, 30] Rodríguez y Guallar [29] aseveran con acierto, que la insuficiencia coronaria es una condición indispensable para el ulterior desarrollo de una CI, y si bien es cierto que la aterosclerosis es la causa más frecuente de dicha afección, es preciso recordar que existen otras capaces de comprometer el flujo coronario, tales como: arteritis coronaria, hiperplasia fibromuscular de las arterias coronarias, valvulopatías aórticas (estenosis e insuficiencia), prolapso mitral, estenosis subaórtica idiopática y otras[29].

La presentación y características de los síntomas pueden ser muy variables, tanto en el tiempo de aparición como en su intensidad. Es conocido que antes de los 40 años la incidencia de la enfermedad es baja, y prácticamente desconocida en la infancia y en la adolescencia. Puede decirse que la CI es una afección con preferencia de la 5ta década de la vida.[38] La cardiopatía isquémica puede provocar una serie de complicaciones serias, incluyendo: ataque al corazón, ritmo cardíaco irregular, insuficiencia cardiaca cuya causa puede estar asociada a isquemia miocárdica, entre otros.

Junto con una revisión del historial clínico y un examen físico completo, las pruebas y los procedimientos utilizados para el diagnóstico incluyen: Electrocardiograma (ECG, análisis de sangre, prueba de esfuerzo, ecocardiograma de esfuerzo, gammagrafía nuclear, angiografía coronaria, tomografía computarizada (TC) cardíaca y empleo de monitor Holter, entre otras.

Factores de riesgo asociados a cardiopatía isquémica

Es un hecho bien conocido que la CI se manifiesta más tardíamente en la mujer que en el hombre, de hecho, la mujer tiene una incidencia de CI similar a la del hombre, pero con 6 a 10 años de retraso, de modo que a partir de los 75 años es esencialmente la misma.[42-44]Es indudable su participación en conjunto con otros factores de riesgo, ya que es obvio que las "cargas familiares" conforman perfiles más severos de riesgo para el paciente.[9, 30] Los más importantes son: el grado de obstrucción de la luz vascular, el calibre o la posición del o de los vasos afectados, la presencia de circulación colateral, enfermedades intercurrentes como la Hipertensión Arterial (HTA), Diabetes Mellitus (DM), etc.; antecedentes de angina de pecho o de Infarto del Miocardio Agudo (IMA). [30]

Estudios prospectivos realizados por Martínez, Isla, y Albero[31] demostraron una relación firme entre las características observadas en personas aparentemente sanas, y la frecuencia subsecuente de coronariopatías en los mismos sujetos. Estos estudios demostraron relación entre un aumento de la concentración de lipoproteínas en plasma, principalmente de lipoproteínas de baja densidad (LDL), y en consecuencia el colesterol del plasma, y la frecuencia de nuevos fenómenos de coronariopatías. También se observó un aumento de la frecuencia de la enfermedad en relación con el tabaquismo, la hipertensión, la diabetes, la edad, el sexo, la obesidad, el estrés y características particulares de la personalidad y factores genéticos [32-37].

Además, una parte de la aparente protección contra la cardiopatía isquémica de que goza la mujer premenopáusica se debe a que sus niveles de HDL son relativamente más elevados que los de los hombres. Tras la menopausia, estos valores de HDL disminuyen, al tiempo que el riesgo coronario aumenta. La administración de estrógenos reduce el colesterol y eleva el colesterol HDL, modificaciones que deben reducir el riesgo coronario.[41] Se ha probado que la concentración plasmática de colesterol unida a lipoproteínas de alta densidad (C-HDL) inferior a 35 mg/100ml se asocia con CI. Un incremento del 1% de las cifras de colesterol total se asocia aproximadamente con un incremento del 2% del riesgo de presentar una CI.47-49. Los valores de colesterol sérico total a nivel individual dependen fundamentalmente de un factor intrínseco (probablemente genético) y de la dieta en relación con las grasas.29, 30. Ya en el estudio de Framingham se había relacionado al colesterol total en sangre con un incremento en la incidencia de la CI. Las lipoproteínas de baja y muy baja densidad (LDL, VLDL) guardan una estrecha relación con la enfermedad, no así las HDL, a las que se le atribuye un efecto protector.[29, 30]

En los estudios de Álvarez[50] ha quedado demostrado que la HTA es otro de los factores de riesgo más importantes, a causa de su alta prevalencia en las poblaciones estudiadas y de su contribución al deterioro vascular. El aumento de la presión arterial es un factor de riesgo importante relacionado con un incremento de la frecuencia de ateroesclerosis y por consiguiente de cardiopatía isquémica, y de particular importancia porque es un factor que se diagnostica con facilidad y puede tratarse. Estudios de intervención con personas hipertensas han mostrado que una disminución de los valores de la presión diastólica por debajo de 105 mm Hg puede reducir de manera importante la frecuencia de afección por cardiopatía isquémica, enfermedad cerebrovascular e insuficiencia cardiaca. Las cifras de presión arterial, tanto sistólicas como diastólicas, se correlacionan con la incidencia de enfermedad coronaria y de accidentes vasculares cerebrales. La hipertensión arterial es un factor de riesgo de aterosclerosis bien establecido, siendo una condición que predispone a enfermedad coronaria y enfermedad vascular periférica, además de constituir la principal causa de accidente vascular encefálico. Por otra parte, favorece la aparición de insuficiencia cardiaca e insuficiencia renal. La alta prevalencia de hipertensión arterial y su gran impacto en la génesis de enfermedades cardiovasculares, justifican todos los esfuerzos posibles en su control.[51, 52]

El compromiso cardiaco de la hipertensión arterial se ha denominado cardiopatía hipertensiva, su magnitud depende del nivel de presión arterial, edad de aparición de esta y asociación con otros factores de riego. A mayor intensidad y precocidad de la hipertensión, existe mayor posibilidad de daño. La presencia de otros factores de riesgo acentúa la posibilidad de enfermedad coronaria, particularmente la obesidad y diabetes se han asociado a una mayor expresión de hipertrofia cardiaca.[53-54] Rosamond , Flegal y Friday [55], demostraron que los pacientes hipertensos tienen mayor riesgo de presentar enfermedad coronaria asociada, la cual debe ser distinguida del compromiso cardiaco propio de la cardiopatía hipertensiva, esta se puede manifestar como un cuadro de disfunción diastólica y sistólica del ventrículo izquierdo, con o sin manifestaciones de insuficiencia cardiaca, cardiopatía isquémica, arritmias supraventriculares, ventriculares o muerte súbita.

La DM es otro de los grandes factores de riesgo estudiados, pues tiene una serie de características trombogénicas, como son: alteraciones de la coagulación, rigidez eritrocitaria, aumento de la viscosidad sanguínea y mayor adhesividad de las plaquetas al endotelio dañado; además, suele asociarse a otros factores como la HTA.[56] El riesgo de padecer CI es mayor entre los diabéticos, especialmente en los insulinodependientes. En la mujer diabética el riesgo es mayor que en el varón, no estando claro el mecanismo de esta diferencia.[29, 30] En diabéticos insulinodependientes y no insulinodependientes hay un incremento por lo menos del doble en la frecuencia de infarto del miocardio, en comparación con los no diabéticos. Los diabéticos más jóvenes tienen un aumento notable del riesgo de ateroesclerosis y, en consecuencia, de CI.[61] Una característica importante de la elevación del riesgo en los pacientes con Diabetes Mellitus tipo II guarda relación, probablemente, con el perfil anormal de las lipoproteínas asociadas a la resistencia de la insulina y conocido como dislipemia diabética. Los diabéticos presentan con más frecuencia IMA e isquemia silente, una mayor morbilidad y mortalidad después del IMA, una disminución de las velocidades de reperfusión después del tratamiento trombolítico, un mayor número de vasos afectados, una distribución más difusa y un estrechamiento más grave de la arteria coronaria izquierda y un aumento de la tasa de reestenosis después de angioplastia coronaria.[57-58]

Tunstall, Kuulasmaa, Mahonen, et al [59] han demostrado de forma consistente que el riesgo relativo de enfermedad coronaria (EC) en la DM tipo II en comparación con la población general está aumentado entre 2 y 4 veces. Este incremento del riesgo es mayor en las mujeres, ya que pierden el efecto protector sobre la EC asociado al ciclo hormonal menstrual. Algunos estudios indican que la hemoglobina glucosilada puede ser un factor de riesgo independiente para la EC, sobre todo en mujeres. En la DM tipo II no se ha determinado si existe un umbral de glucemia que origine la aterogénesis; de hecho, el mayor riesgo de EC está demostrado, tanto en individuos que sólo presentan alteración de la tolerancia a la glucosa, con glucemias normales o mínimamente elevadas, como en los pacientes con DM tipo II. Este hecho sugiere que la EC se puede originar en un estadio prediabético.

El estudio Framingham demostró que los pacientes diabéticos presentaban una mayor proporción de IMA silentes y, por tanto, no diagnosticados. Por otro lado, una elevada proporción de pacientes con DM presentaron síntomas atípicos, como confusión, disnea, fatiga, síncope, náuseas y vómitos como manifestación del IMA. Además, el dolor anginoso en ellos es menos intenso que en pacientes no diabéticos. Por otro lado, en los pacientes diabéticos, el dolor precordial aparece con mayor retraso respecto al inicio de la depresión del segmento ST durante la prueba de esfuerzo que en los no diabéticos.[60] Por tanto, la DM es un importante factor pronóstico que se asocia a una mayor extensión de la enfermedad coronaria (EC), con un curso más agresivo y una morbimortalidad más elevada que en pacientes coronarios sin DM. [61]

Las enfermedades arterioscleróticas son la causa del 80% del total de las muertes y del 75% de todas las hospitalizaciones en pacientes con DM. La DM es la causa más común de EC en personas jóvenes. Asimismo, más del 50% de los pacientes recién diagnosticados de DM tipo II tienen EC en el momento del diagnóstico de DM. El riesgo relativo de infarto agudo de miocardio (IAM) es un 50 y 75% superior en los varones y mujeres con DM, respectivamente. Los pacientes con DM tipo II que no han desarrollado aún EC presentan el mismo riesgo de desarrollarla y una mortalidad similar que los individuos no diabéticos que ya la padecen. Además, la muerte súbita por EC es un 50 y 80% más frecuente en varones y mujeres con DM, respectivamente, cuando se compara con la población no diabética (Martín y Agramante, 2014) [62]

El hábito de fumar es considerado el más importante de los factores de riesgo modificables después de las dislipoproteinemias. El tabaquismo es uno de los factores de riesgo más comunes relacionados con un aumento de la frecuencia de ateroesclerosis, y cuando se reduce o elimina disminuye el riesgo de la enfermedad. Accidentes vasculares encefálicos, cardiopatía isquémica y claudicación intermitente son comunes en varones que fuman, los cuales, al igual que las mujeres fumadoras, muestran mayor frecuencia de síntomas relacionados con la ateroesclerosis. Hay un aumento medio de 70% en la mortalidad y un incremento del triple o quíntuple del riesgo de cardiopatía isquémica en varones que fuman más de una cajetilla de cigarros al día, en comparación con quienes no fuman. El tabaco parece actuar a través de los siguientes mecanismos [63-65]:

- En primer lugar tiene un efecto tóxico sobre las células endoteliales, produciendo alteraciones funcionales y daño celular capaz de iniciar o mantener la cascada de fenómenos que caracterizan al proceso de aterogénesis. El tabaco aumenta la adherencia plaquetaria y parece asociarse con niveles aumentados de colesterol total y reducido de HDL.
- El tabaco parece promover el desarrollo de trombos al aumentar la adhesividad plaquetaria e incrementar los niveles de fibrinógeno. Favorece así, la complicación trombótica de la fisura o ruptura de las placas inestables. El tabaco tiene un efecto procoagulante, que favorece la aparición de acontecimientos agudos, y proinflamatorio, que acelera el proceso arteriosclerótico, especialmente en la mujer, y presenta un efecto sinérgico con la DM. Además, favorece la vasoconstricción por un aumento del tono α-adrenérgico de las arterias coronarias.
- El consumo de tabaco aumenta de forma aguda la actividad simpática, dando lugar a un aumento de la frecuencia cardiaca y reduciendo el umbral para el desarrollo de arritmias ventriculares. También produce un desequilibrio adverso entre la demanda

y aporte de oxígeno. El aumento agudo de la frecuencia cardiaca y la Tensión Arterial (TA) incrementan las necesidades de oxígeno del miocardio. Además de la aterosclerosis, trombosis y espasmo coronario favorecidos por el tabaco, el aumento de la viscosidad sanguínea por niveles elevados de fibrinógeno y el aumento en el contenido de   carboxihemoglobina contribuyen a dificultar el aporte de oxígeno al miocardio.

El tabaquismo es el hábito de fumar tabaco en cualquier forma o dosis. Liderado por el hábito de fumar cigarrillos, es el único factor de riesgo mayor erradicable, por lo cual la prevención, control y tratamiento del tabaquismo debe ser una prioridad en la prevención cardiovascular. [65]Tanto los hombres como las mujeres son susceptibles de padecer la acción aterogénica, cancerígena e inflamatoria broncopulmonar del tabaco, aunque el riesgo parece ser mayor para las mujeres; fumar hace perder la protección estrogénica a las mujeres premenopáusicas. Las mujeres que fuman y usan anticonceptivos orales aumentan de manera importante el riesgo de IMA y de hemorragia subaracnoidea, especialmente a partir de los 35 años de edad.[66] Leal et al [66], revelan en sus estudios que el riesgo de desarrollar una enfermedad relacionada con el tabaco (aterosclerosis, cáncer, enfisema, etc.) es particularmente importante para quienes hayan comenzado a fumar antes de los 15 años de edad. También tienen mayor riesgo de desarrollar infarto de miocardio y angina inestable. En varios estudios, el tabaquismo ha sido reconocido como el principal factor de riesgo coronario en pacientes que sufren infarto de miocardio antes de los 45 años. El hábito de fumar está relacionado también con el aumento del riesgo de enfermedad vascular cerebral y periférica. El tabaquismo es el factor de riesgo principal para la enfermedad isquémica de los miembros inferiores. Los fumadores que luego de comenzar con claudicación intermitente continúan fumando tienen menor tolerancia al ejercicio y pueden acortar la vitalidad de los injertos vasculares implantados con cirugía. [67]

Aunque la asociación entre obesidad y enfermedad coronaria parece clara, especialmente antes de los 50 años de edad, se duda de que el exceso de peso constituya un factor de riesgo independiente. Probablemente, este aumento del riesgo se explique a través de otros factores, como la hipertensión y la dislipemia, que a menudo acompañan al exceso de peso. Todo ello no niega la importancia de corregir la obesidad en los pacientes coronarios. [67] La obesidad provoca además otros efectos negativos a nivel cardíaco. La hipertrofia ventricular izquierda es común en los obesos. En parte es explicada por la presencia de hipertensión arterial acompañante, pero también se ha visto en ausencia de la misma y parece estar relacionada con la severidad de la obesidad. La HTA es unas tres veces más frecuente en los obesos y presenta cambios paralelos al grado de obesidad. Se ha descrito en los pacientes obesos, además de la hipertrofia, un incremento en el volumen diastólico, volumen latido y gasto cardíaco, así como disfunción diastólica. [67] Los individuos obesos con una elevada acumulación de tejido adiposo visceral tienden a presentar una hipertrigliceridemia acompañada de bajas concentraciones de lipoproteínas de alta densidad o HDL, además, la reducción de las concentraciones plasmáticas de las HDL en estos pacientes visceralmente obesos, representa el principal factor responsable del aumento de la relación colesterol total/HDL-colesterol, siendo esta relación un potente indicador predictivo de riesgo de la enfermedad coronaria. [67]

Se ha demostrado que los triglicéridos en ayunas, el HDL-colesterol y la proporción colesterol total/HDL-colesterol se correlacionan significativamente al tamaño de las partículas de LDL. Entonces, desde un punto de vista práctico clínico, es importante tener en cuenta que si un paciente visceralmente obeso se caracteriza por una hipertrigliceridemia moderada (triglicéridos $\geq$ 2,0mmol/L), una concentración reducida del HDL-colesterol ($\leq$ 0,9mmol/L en hombres y $\leq$ 1.0mmol/L en mujeres) y por una proporción colesterol total/HDL-colesterol superior a 6, existe una elevada probabilidad que este paciente presente una elevada proporción de partículas de LDL pequeñas y densas, a pesar de tener una concentración aparentemente normal de los niveles del LDL-colesterol.[66] La obesidad se asocia a un incremento del riesgo de cardiopatía isquémica principalmente por su asociación con otros factores de riesgo.[67] Existen indicios de que el ejercicio físico moderado ejerce cierto efecto protector y se ha considerado que una vida sedentaria es un factor de riesgo coronario independiente. Martín y Agramante [69], afirman que el ejercicio eleva las

HDL, cuyos niveles se correlacionan de forma inversa con la incidencia de enfermedad coronaria. Los estudios son contradictorios, ya que el sedentarismo se asocia a la obesidad, la dislipemia y el tabaquismo, lo que impide conocer la contribución de cada uno de ellos al riesgo. De cualquier forma, el ejercicio moderado es una medida aconsejable en los pacientes coronarios y contribuye al mejor control de otros factores citados. El papel protector es mediado por una acción directa sobre el sistema cardiovascular, músculo-esquelético y pulmonar, pero también por los efectos positivos del ejercicio sobre otros factores de riesgo y hábitos de vida[69].

Hay más de 60 estudios epidemiológicos realizados en los últimos 20 años que han mostrado que los varones y mujeres que beben una o dos bebidas diarias (unos 10-30 g de alcohol diarios) tienen un riesgo más bajo de desarrollar enfermedad coronaria. La reducción relativa del riesgo es de aproximadamente el 30-50%[65-66]. Dado que la CI es responsable de un tercio o más de las muertes en estos estudios, los pacientes abstemios o bebedores ocasionales tienen una mortalidad total más alta que aquellos que consumen 1 o 2 bebidas por día, debido a una mayor incidencia de CI. A partir de un consumo de 3 o más bebidas al día la mortalidad aumenta rápidamente según se incrementa el número de bebidas por día y se observa un aumento de la mortalidad por otras causas relacionadas con el consumo de alcohol, en concreto, por ictus, miocardiopatía alcohólica, varias clases de cáncer, cirrosis, pancreatitis, accidentes, suicidios y homicidios. Así, el consumo excesivo de alcohol se asocia a una mayor mortalidad global y cardiovascular[67].

La ingesta moderada reduce el riesgo relativo de cardiopatía isquémica hasta un 50 %. Por el contrario, la ingesta moderada de alcohol aumenta la mortalidad por cirrosis hepática, accidente cerebral hemorrágico y, probablemente por cáncer de mama y colon. [67] Los grupos que se benefician con el consumo moderado de alcohol son las personas con un riesgo absoluto alto de cardiopatía isquémica, y bajo de accidentes, cirrosis y otras enfermedades relacionadas con el alcohol. En los varones y mujeres por debajo de 40 años, el consumo de alcohol se asocia a un aumento de la mortalidad total. Las personas de baja edad tienen un riesgo absoluto bajo de cardiopatía isquémica y alto de otras causas de muerte relacionadas con el alcohol como son los accidentes. Por tanto en este grupo la relación riesgo/beneficio del consumo de alcohol es desfavorable. Hasta aquí se han mencionado los factores de riesgo que han demostrado una relación más estrecha con la enfermedad; el resto cobra valor en la medida de su interacción recíproca y no por su presencia individual. [68]

Los factores desencadenantes son otros elementos capaces de condicionar el inicio de una crisis anginosa, de aquí su nombre. Entre ellos están el frío, comidas copiosas, la cólera, estados de terror, relaciones sexuales, caminar contra el viento, esfuerzos físicos, entre otros.[69, 70] Por todo lo anteriormente expuesto, es evidente la necesidad de realizar acciones encaminadas a modificar conductas con el objetivo de reducir la existencia de factores de riesgo y por consiguiente la aparición de CI.

Conclusiones

- La incidencia de Cardiopatía isquémica continúa elevándose con una dimensión epidémica, y mantiene una alta morbilidad a pesar del desarrollo de medios diagnósticos, tratamientos más sofisticados, y medicamentos más efectivos.

- El aspecto fundamental para su control es la prevención de sus factores de riesgo potencialmente modificables: aumento de las cifras de colesterol total (sobre todo del LDL), disminución de los valores de colesterol HDL, tabaquismo, Hipertensión arterial, Diabetes mellitus, obesidad y sedentarismo.

- Los pacientes con múltiples factores de riesgo están más expuestos a padecer enfermedad obstructiva de las arterias coronarias. El peligro es aún mayor en personas con síndrome metabólico: asociación de obesidad, diabetes, aumento del colesterol e hipertensión.

Referencias bibliográficas

1. Chande RH. El envejecimiento en México: el siguiente reto de la transición demográfica. [Internet] 2014. [Citado 12 Ene 2018]; 4(1): [aprox.30 p.]. Disponible en : https://www.google.com/

2. Rofman R y Amarante V. Cambio demográfico y desafíos económicos y sociales en el Uruguay del Siglo XX. Comisión Económica para América Latina y el Caribe (CEPAL). Naciones Unidas, marzo de 2016:187

3. Gómez-Romero M   Jiménez-Palomares M. Beneficios de la musicoterapia en las alteraciones conductuales de la demencia. Revisión sistemática. Neurología, 2017:8

4. Rodríguez JR, Tabares VZ, Jiménez ES. Evaluación geriátrica integral, importancia, ventajas y beneficios en el manejo del adulto mayor. [Internet] 2014. [Citado 12 Ene 2018]; 2(1)4. Disponible en: http://www.medigraphic.com/pdfs/

5. Alvarado García AM, Maya S, María Á Análisis del concepto de envejecimiento [Internet] 2014. [Citado 2 Feb 2018]; 2(1)4. Disponible en: http://scielo.isciii.es/scielo.php

6. _Hernández Triana M. Envejecimiento. [Internet] 2014 [Citado 2 Feb. 2018]; 5(1)94. Disponible en: http://scielo.isciii.es/scielo.php

7. Torrado Ramos AM y Sánchez Pérez L Envejecimiento poblacional: una mirada desde los programas y políticas públicas de América Latina, Europa y Asia. Revista Novedades. [Internet] 2014 [Citado 2 Feb. 2018]; 2(7)4. Disponible en: http://scielo.sld.cu/scielo.php?script=sci_arttext&pid=S1817-40782014000100002

8. Quintero Busutil M y Perea Ruíz CA. [Internet] 2014 [Citado 2 Feb. 2018]; 3(2)4. Capacidad funcional y calidad de vida en los ancianos con degeneración macular y baja visión .Disponible en:http://scielo.sld.cu/scielo.php?script=sci_arttext&pid=S0864-21762014000300003

9. Ullmann H, C Maldonado Valera, MN Rico .La evolución de las estructuras familiares en América Latina, 1990-2010: Los retos de la pobreza, la vulnerabilidad y el cuidado [Internet] 2014 [Citado 2 Feb. 2018]; 1(4)5. Disponible en: http http://repository.eclac.org/handle/11362/36717

10. Hernández MA, García HL Factores de riesgo y protectores de enfermedades cardiovasculares en población estudiantil universitaria. [Internet] 2007[Citado 2 Feb. 2018]; 1(5)6 . Disponible en: http://- scielo.org.vescielo.php?

11. Serafín Ángeles A, Mendoza Rocha SE Factores que influyen en descontrol de la hipertensión arterial: Perspectiva del enfermo. [Internet] 2004 [Citado 2 Feb. 2018]; 1(4)8. Disponible en: http://148.224.97.92/ jspui/bitstream/i/3012/4/LEN1FID00401.pdf

12. Holguín_L, Correa D, Arrivillaga M, Cáceres D. **Adherencia** En: Universitas [Internet] 2006 [Citado 2 Feb. 2018]; 1(7)3. Disponible en: http://- scielo.org.vescielo.php?

13. Sandoval D, Chacón J, Muñoz R, Henríquez O. Influencia de factores psicosociales en la adherencia al tratamiento farmacológico antihipertensivo: Resultados de una cohorte del Programa de Salud [Internet] 2014 [Citado 2 Feb. 2018]; 1(9)13. Disponible en: http://www.scielo.cl/ scielo.php?pid=S0034-

14. Díaz Molina M, Herrera Preval Y. Adherencia al tratamiento antihipertensivo en pacientes del municipio San Miguel del Padrón. [Internet] 2014[Citado 2 Feb. 2018]; 3(4)7. Disponible en: http://scielo.sld.cu/scielo.php?

15. Rojas NBA, Noval García R. Estimación del riesgo cardiovascular mediante tablas de la Organización Mundial de la Salud. Área de salud "Héroes del Moncada". [Internet] 2014 [Citado 2 Feb. 2018]; 1(4)8.Disponible en: http://www.medigraphic.com/pdfs/cubcar/ccc-2014/ccc141c.pdf

16. Hernández J, M Valdés_ Riesgo cardiovascular durante el climaterio y la menopausia en mujeres de Santa Cruz del Norte, Cuba. Revista chilena de obstetricia y ginecología [Internet] 2014[Citado 2 Feb. 2018]; 1(9)13 - Disponible en: http://www.scielo.cl/scielo.php?pid=S0717

17. Escobedo de la Peña J, R Pérez. Prevalencia de dislipidemias en la ciudad de México y su asociación con otros factores de riesgo cardiovascular. Resultados del estudio CARMELA. [Internet] 2014[Citado 2 Feb. 2018]; 2_ (1)28. Disponible en: https://www.anmm.org.mx /GMM/2014/n2/GMM_150_2014_.pdf

18. Rocha Nieto LM, Herrera Delgado C Adherencia al Tratamiento en Rehabilitación Cardíaca: Diseño y Validación de un Programa de Intervención Biopsicosocial. [Internet] 2017[Citado 2 Feb. 2018]; 3(5)7. Disponible en: http://search.proquest.com/

19. Radovanovic S, Savic-Radojevic A - El ácido úrico y la actividad de gammaglutamil transferasa se asocian a los índices de remodelado ventricular izquierdo en pacientes con insuficiencia cardiaca [Internet] 2014[Citado 2 Feb. 2018]; 8(9)3. Disponible en: https://www.sciencedirect.com/science/article/pii/S0300214000888

20. Sánchez Marteles M, Gracia JR, López IG. Fisiopatología de la insuficiencia cardiaca aguda: un mundo por conocer. Revista Clínica Española Elsevie [Internet] 2016 [Citado 5 Marzo 2018]; 2(4)9. Disponible en: https://www.sciencedirect.com/science/article/pii/S0056000

21. Magaña Serrano JA, Rosas Peralta M Insuficiencia cardiaca con fracción de expulsión preservada (ICFEP). Impacto del cambio en el paradigma de la disfunción diastólica aislada Gac Med. [Internet] 2015; 1(4)2. Disponible en: http://www.medigraphic.com/pdfs/gaceta/gm-2015/gm155k.pdf

15

22. _ Sokolenko A, Sydorchuk L .Changes in peripheral hemodynamics and clinical symptoms in patients with arterial hypertension and abdominal obesity under the influence of treatment. European Journal [Internet] 2015 [Citado 5 Marzo 2018]; 1(2)6. Disponible en: _http://ejournal5.com/journals_n/8491518.pdf

23. Ortiz Medina DE. Determinación de la sensibilidad y especificidad de troponina cardiaca TN T y CKMB en pacientes diabéticos como ayuda diagnóstica en el infarto agudo de miocardio [Internet] 2017 [Citado 5 Marzo 2018]; 9(6) 3. Disponible en: http://repositorio.uta.edu.ec/ handle/123456789/26

24. Da Rocha VMA, Da Rocha S. A teoria da auto-determinação ea dependência tabágica em adultos após sindroma coronária aguda: um estudo longitudinal miocardio [Internet] 2017 [Citado 5 Marzo 2018]; 9(3) 3. Disponible en: https://repositorio-aberto.up.pt/ bitstream/ 10216/105304 /2/200081.pdf

25. Rodríguez Artalejo F, Banegas JRB. Epidemiología de la insuficiencia cardíaca. [Internet] 2017 [Citado 5 Marzo 2018]; 4(7)97. Disponible en: https://www.sciencedirect.com/ science/article/pii/ S0300893200803

26. Banegas JR, Villar F, Graciani A .Epidemiología de las enfermedades cardiovasculares en España [Internet] 2006[Citado 5 Marzo 2018]; 9(3) 4. Disponible en: https://www.sciencedirect.com/ science/article/pii/ S1131358706753

27. Díez Tejedor E, Del Brutto O, Álvarez Sabín J .Clasificación de las enfermedades cerebrovasculares. Sociedad Iberoamericana de Enfermedades Cerebrovasculares .Rev Neurol. [Internet] 2001[Citado 5 Marzo 2018]; 2(4)9 .Disponible en: http://www.sld.cu/ galerias/pdf/sitios/rehabilitacion-logo/clasificacion_ave.pdf

28. Velázquez Monroy O. Morbilidad y mortalidad de la enfermedad isquémica del corazón y cerebrovascular en México. [Internet] 2007 [Citado 5 Marzo 2018]; 2(2)5. Disponible en: http://www.scielo.org.mx/ scielo.php?pid=S1405-99402007000100005&script=sci_arttext

29. Rodríguez Artalejo F, Guallar Castillón P. Variación geográfica en las hospitalizaciones y en la mortalidad por insuficiencia cardíaca congestiva en España, 1980-1993 [Internet] 2013[Citado 5 Marzo 2018]; 9(3)2. Disponible en: https://www.sciencedirect.com/ science/article/pii/S0300800751578

30. Ferreira-González I. Epidemiología de la enfermedad coronaria. Revista Española de Cardiología Elsevier. [Internet] 2014 [Citado 5 Marzo 2018]; 8(5)52. Disponible en: https://www.sciencedirect.com/ science/article/pii/S0300893213004

31. RB Martínez, JA Isla, MJM Albero Mortalidad por insuficiencia cardíaca en España, 1977-1998. Revista Española de Cardiología Elsevie [Internet] 2014 [Citado 5 Marzo 2018]; 8(9)3. Disponible en: https://www.sciencedirect.com/science/article/pii/S0300893202765895

32. Rodríguez Artalejo F, Banegas JRB Epidemiología de la insuficiencia. Revista Española de Cardiología Elsevie [Internet] 2014 [Citado 5 Marzo 2018]; 3(4)3. Disponible en: https://www.sciencedirect.com/ science/article/pii/S0300893204770803

33. Martínez Querol C, Pérez Martínez VT. Polifarmacia en los adultos mayores [Internet] [Internet] 2005; [Citado 5 Marzo 2018]; 2(1)2. Disponible en: http://scielo.sld.cu/scielo.php?pid=S0864-52005000100012&script=sci_arttext&tlng=pt

34. Álvarez Cortés JT, Bello Hernández V .Factores de riesgo coronarios asociados al infarto agudo del miocardio en el adulto mayor Medisan, [Internet] 2013 [Citado 5 Marzo 2018]; 1(9)2. Disponible en:http://scielo.sld.cu/scielo.php?pid=S1029-30013000100008&s cript=sci_arttext&tlng=pt

35. Padilla Cueto DI, Hernández Negrín H. Prognostic factors of hospital mortality in patients with ST elevation myocardial infarction. Hospital Arnaldo Milián Castro 2015. Villa Clara, Cuba. Rev C Medicas UIS. [Internet] 2017 [Citado 10 Abril 2018]; 1(3)2. Disponible en: ttp://www.scielo.org.co/scielo.php?pid=S0121

36. Vega Hernández M. Tendencia de la fecundidad en Cuba, sus principales causas y consecuencias [Internet] 2014 [Citado 5 Marzo 2018]; 1(9)2. Disponible en: https://www.scielosp.org/scielo.php?pid=S0864-34662014000200004&script=sci_arttext&tlng

37. Vilches Izquierdo E, Ochoa Montes LA. Muerte cardíaca súbita: Enfoque cubano centrado en los resultados de un estudio de perfil de riesgo [Internet] 2014 [Citado 5 Marzo 2018]; 1(6)2. Disponible en: http://new.medigraphic.com/cgi-bin/resumen.cgi?IDARTICULO=57650

38. Montes O, Lugo B. Muerte súbita cardiovascular en poblaciones de riesgo [Internet] 2014 [Citado 5 Marzo 2018]; 2(3)2. Disponible en: http://www.medigraphic.com/pdfs/corsalud/cor-2014/cors141l.pdf

39. Ochoa Montes LA, Tamayo Vicente ND Resultados del Grupo de Investigación en Muerte Súbita, 20 años después de su creación [Internet] 2015 [Citado 5 Marzo 2018]; 1(5)2. Disponible en: https://www.scielosp.org/article/rcsp/2015.v41n2/298-323/es/

40. Más Bermejo P. Epidemiología y salud pública en Cuba: estrategia en el control de enfermedades. Revista Cubana de Salud Pública, [Internet] 2016 [Citado 5 Marzo 2018]; 1(5)2. Disponible en: http://scielo.sld.cu/ scielo.php?script=sc i_arttext&pid=S0864-34662016000200001

41. Negrín Expósito JE. Prevalencia y formas de insuficiencia cardíaca en mayores de 65 años [Internet] 2007 [Citado 5 Marzo 2018]; 1(4)6. Disponible en: http://scielo.sld.cu/ scielo.php?script=sci_arttext&pid=S0864-03002007000200002

42. Torres Vidal RM, Gran Álvarez MA. Panorama de la salud del adulto mayor en Cuba .Revista Cubana de Salud Pública. [Internet] 2007 [Citado 5 Marzo 2018]; 1(4)56. Disponible en: http://scielo.sld.cu/scielo.php?pid=S0864-34662005000200006&script=sci_arttext&tlng=pt

43. Céspedes MEG, Martínez AP, Martínez EA, García ICC] Tendencias y pronósticos de la hipertensión arterial en la provincia de Santiago de Cuba (2001-2015). MediSan. [Internet] 2016 [Citado 5 Marzo 2018]; 2(4)6. Disponible en: http://www.medigraphic.com/ pdfs/medisan/mds-2016/mds164c.pdf

44. Murray CJ, Lopez AD. Alternative projections of mortality and disability by cause 1990-2020: Global Burden of Disease Study. Lancet. 2008; 349.

45. Bassand JP, Hamm CW, Ardissino D, Boersma E, Budaj A, Fernnández-Avilés F, et al. Guía Práctica Clínica para el diagnóstico y tratamiento del síndrome coronario agudo sin elevación del segmento ST. Rev Esp Cardiol. 2007; 60(10):1070.e1-e80.

46. Armijo Rojas. Epidemiología básica en la atención primaria de salud Ed. Díaz de Santos.2014.

47. Bassand JP, Hamm CW, Ardissino D, Boersma E, Budaj A, Fernnández-Avilés F, et al. Guía Práctica Clínica para el diagnóstico y tratamiento del síndrome coronario agudo sin elevación del segmento ST. Rev Esp Cardiol. 2007; 60(10):1070.e1-e80.

48. Díaz Cárdenas MM, Pons Porrata LM. Modificación de conocimientos sobre factores de riesgo de cardiopatía isquémica mediante técnicas participativas MEDISAN; [Internet] 2009 [Citado 2 Feb. 2018]; 3(5)7 .Disponible en : http://bvs.sld.cu/revistas/san/vol7_3_03/san08303.htm

.

49. Álvarez Pérez, J. Comportamiento Urbano y rural de factores de riesgo coronario en estudio comunitario. Rev. Cub. Med. Gen. Integral 2008, 8(1): 36-8.

50. Valdés Pacheco, E. Prevalencia y factores de riesgo de cardiopatía isquémica. Rev. Cub. Med. Gen. Integral 2010, (5): 351-61.

51. F Carpio G, N Croce P y V Morales P: Hipercolesterolemia y factores de riesgo asociados, Ambulatorio Urbano II. Dr. Leonardo Ruiz Pineda II, San Agustín del Sur, Caracas, VENEZUELA, año 2010. Revista de la Facultad de Medicina ISSN 0798-0469.

52. Murga N, Barrás X, Barrios V, Pedreira M. Actualización en cardiología clínica. Rev Esp Cardiol. 2013; 61 (Supl 1): 86-96.

53. Ford ES, Ajani UA, Croft JB, Critchley JA, Labarthe DR, KottkeTE, et al. Explaining the decrease in U.S. deaths from coronary disease, 1980-2000. N Engl J Med. 2013; 356:2388-98.

54. Rosamond W, Flegal K, Friday G. Heart disease and stroke statistcs- 2007 update: a report from the American Heart Association Statistics Committee and Stroke Statistics Subcommittee. Circulation. 2015; 115:e69-171.

55. Petersen S, Peto V, Rayner M, Leal J, Luengo-Fernández R, Gray A. European Cardiovascular Disease Statistic Edition. London: British Heart Fundation; 2015: 56-57

56. Leal J, Luengo- Fernández R, Gray A, Petersen S, Rayner M. Economic burden of cardiovascular diseases in the enlarged European Union. Eur Heart J. 2013; 27:107-13.

57. Medrano MJ. Situación epidemiológica de las enfermedades cardiovasculares arterioscleróticas (1): mortalidad y morbilidad. Bol Epidemiol Semanal 2014; 6:149-53.

58. Tunstall H, Kuulasmaa K, Mahonen M, et al. Contribution of trends in survival and coronary event rates to changes in coronary heart disease mortality: 10-year results from 37 WHO MONICA Project populations. Lancet 2015; 353:1547-57.

59. MINSAP. Mortalidad por enfermedades del Corazón.. Cuba. Anuario 2013:1-23.

60. González A., Fernández L. M. Estilos de vida y factores de riesgo asociados a la cardiopatía isquémica. Habana, Cuba, 2014: 9.

61. Martín Alfonso L, Agramante Sairo M. Frecuencia del cumplimiento del tratamiento en pacientes hipertensos. Rev. Medicina General Integral 2014; 19(2):133-40.

62. Ford ES, Ajani UA, Croft JB, Critchley JA, Labarthe DR, KottkeTE, et al. Explaining the decrease in U.S. deaths from coronary disease, 1980-2000. N Engl J Med. 2013; 356:2388-98.

63. Rosamond W, Flegal K, Friday G. Heart disease and stroke statistcs- 2007 update: a report from the American Heart Association Statistics Committee and Stroke Statistics Subcommittee. Circulation. 2013; 115:e69-171.

64. Petersen S, Peto V, Rayner M, Leal J, Luengo-Fernández R, Gray A. European Cardiovascular Disease Statistics: 2009 edition. London: British Heart Fundation; 2014:7.

65. Leal J, Luengo- Fernández R, Gray A, Petersen S, Rayner M. Economic burden of cardiovascular diseases in the enlarged European Union. Eur Heart J. 2010; 27:107-13.

66. Velázquez M O. Morbilidad y mortalidad de la enfermedad isquémica del corazón y cerebrovascular en México. Arch Cardiol Mex. 2014; 77: 31-39.

67. Tunstall H, Kuulasmaa K, Mahonen M, et al. Contribution of trends in survival and coronary event rates to changes in coronary heart disease mortality: 10-year results from 37 WHO MONICA Project populations. Lancet 2009; 353:1547-57.

68. Martín Alfonso L, Agramante Sairo M. Frecuencia del cumplimiento del tratamiento en pacientes hipertensos. Rev. Medicina General Integral 2010; 19(2):133-40.

69. De la Figuera von Wichmann M. Factores de riesgo cardiovascular: abordaje global. FMC [INTERNET] 2015; 7(5):59-66. [Citado 2 Feb. 2018]; Disponible en: http://www.msc.es/salud

70. Smith FB, Lee AJ, Fowkes FG, Price JF, Rumley A, Lowe GD .He- mostatic factors as predictors of ischemic heart disease and stroke in the Edinburgh Artery Study". Arterioscler Thromb Vasc Biol.2014: 17 (11): 3321–5. doi:10.1161/01.ATV.17.11.3321. PMID 9409328.

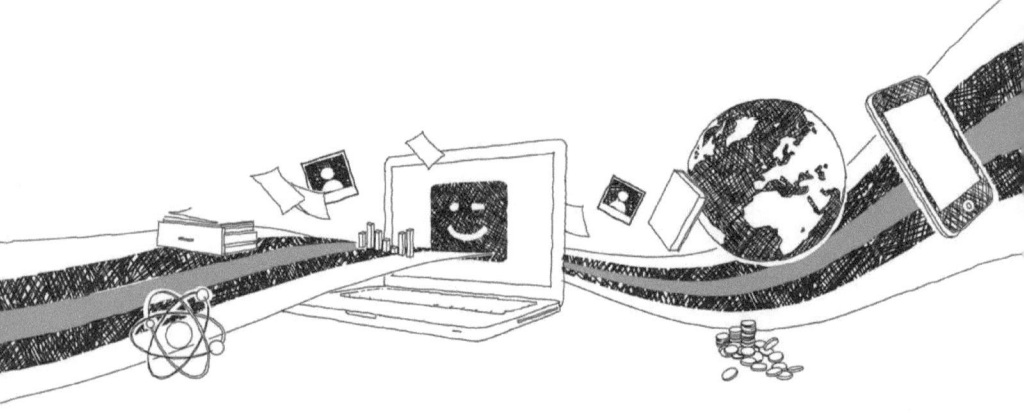
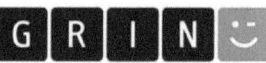